FORSCHUNGSBERICHTE DES LANDES NORDRHEIN-WESTFALEN

Nr. 2789/Fachgruppe Medizin

Herausgegeben vom Minister für Wissenschaft und Forschung

Dr. Berthold Schreiber
Prof. Dr. Paul Mellin
Urologische Klinik und Poliklinik
Universitätsklinikum der Gesamthochschule Essen

Auto- und Allotransplantationen an der Harnblase

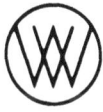

Westdeutscher Verlag 1978

CIP-Kurztitelaufnahme der Deutschen Bibliothek

Schreiber, Berthold:
Auto- und Allotransplantationen an der Harnblase / Berthold Schreiber; Paul Mellin. - Opladen: Westdeutscher Verlag, 1978.

(Forschungsberichte des Landes Nordrhein-Westfalen; Nr. 2789 : Fachgruppe Medizin)
ISBN 978-3-531-02789-0   ISBN 978-3-663-06763-4 (eBook)
DOI 10.1007/978-3-663-06763-4
NE: Mellin, Paul:

© 1978 by Westdeutscher Verlag GmbH, Opladen
Gesamtherstellung: Westdeutscher Verlag

ISBN 978-3-531-02789-0

Inhalt

Vorwort	1
Einleitung	1
Fragestellung	2
Methodik: autologe und homologe Blasentransplantation	2
Antirefluxventile	3
alloplastischer Blasenwandersatz	3
alloplastisches Ureterhautstoma	4
alloplastisches Harnconduit	4
alloplastischer Harnleiterersatz	5
Ergebnisse	5
Diskussion	7
Schlußfolgerungen	13
Publikationen	14
Literatur	16
Anhang	18

Vorwort

Im vorliegenden Bericht werden die Ergebnisse eines Forschungsvorhabens dargestellt, das dank der finanziellen Unterstützung des Landes Nordrhein-Westfalen, vertreten durch den Minister für Wissenschaft und Forschung und das Landesamt für Forschung, ermöglicht wurde. Die in dem Bericht dargestellten Ergebnisse beziehen sich auf tierexperimentelle Untersuchungen mit erheblichen zeitlichen und personellen Aufwand, die neben der klinischen Tätigkeit durchgeführt wurden. Jeder Versuch umfaßte in der Regel 2 Operationen von hoher Schwierigkeit und zusätzliche Röntgenuntersuchungen in Narkose. Die aus dem 1968 begonnenen Forschungsvorhaben gewonnenen Erkenntnisse wurden in Fachzeitschriften publiziert oder auf Kongressen vorgetragen. Der vorliegende Forschungsbericht stellt somit eine zusammenfassende Übersicht der bisher erzielten Ergebnisse dar. Er soll zudem auf die Möglichkeit hinweisen, daß durch Langzeituntersuchungen geklärt werden kann, in welchem Umfang die tierexperimentell erzielten erfolgversprechenden Ergebnisse auch auf die Humanmedizin übertragbar sind.

Einleitung

Der teilweise oder vollständige Ersatz der ableitenden Harnwege durch alloplastisches Material ist Gegenstand zahlreicher tierexperimenteller und klinischer Untersuchungen. Durch die in den letzten Jahren intensiv betriebene Aufklärung der Bevölkerung über mögliche Symptome bösartiger Erkrankungen der ableitenden Harnwege sowie durch Verbesserung der diagnostischen Methoden ist in zunehmendem Maße die Erkennung bösartiger Erkrankungen im Bereich der ableitenden Harnwege (Harnleiter, Harnblase, Harnröhre) möglich geworden. Der im frühen Stadium entdeckte Harnleiter- oder Harnblasenkrebs kann durch operative Methoden geheilt werden. Durch die Entfernung der befallenen Organe ist es möglich, im frühen Stadium der Erkrankung auch die bösartige Geschwulst zu entfernen. Durch die frühzeitige Erkennung und damit kurative Behandlungsmöglichkeit besteht ein zunehmender Bedarf an künstlichen Organen (künstliche Harnleiter, künstliche Harnblase). Es sind aber nicht nur bösartige Erkrankungen, bei denen der künstliche Organersatz im Bereich der ableitenden Harnwege eine wünschenswerte Lösung des Problems der künstlichen Harnableitung darstellt, sondern es sind auch die angeborenen Mißbildungen von Harnleiter und Harnblase (Megaureteren, neurogene Blasenentleerungsstörungen, Blasenekstrophie). Bei diesen Krankheitsbildern ist die Harntransportfunktion der fehlangelegten oder fehlinnervierten Organe nur unzureichend und die Gefahr einer terminalen Niereninsuffizienz, die eine kostenaufwendige Dialysebehandlung erfordert, groß.
Eine weitere Indikation für die Anwendung künstlicher Organe im Bereich der ableitenden Harnwege besteht dann, wenn der Harntransport durch retroperitoneales Tumorwachstum gestört ist und eine künstliche Harnableitung nach außen geschaffen werden muß. Durch Entwicklung geeigneter Harnleiter- und Harnblasenprothesen könnte diesen Patienten die Anlage von 1 oder 2 künstlichen Ausgängen erspart werden.

Fragestellung

Die von uns durchgeführten Untersuchungen hatten 2 Ziele.
1. die Entwicklung einer einfach durchzuführenden Methode zum teilweisen Blasenwandersatz. 2. die Entwicklung einer künstlichen Harnblase.
Die Indikation zum teilweisen Harnblasenwandersatz ist gegeben, wenn wegen Tumorbefalls große Teile der Harnblase operativ entfernt werden müssen. Die bisher durchgeführten Erweiterungsplastiken der Harnblase mit ausgeschalteten Darmsegmenten haben sich nicht immer mit zufriedenstellendem funktionellen Ergebnis bewährt. Zudem sind derartige Eingriffe von der operativen Technik her aufwendig und mit einer hohen Mortalitätsrate belastet. Es sollte deshalb in einer tierexperimentellen Untersuchung die Frage geklärt werden, inwieweit durch homologe Transplantation von Blasenwandmaterial, d.h. Übertragung von Blasenwandmaterial von artgleichen Lebewesen, z.B. von Schwein auf Schwein, ein Blasenwandteilersatz möglich ist.
Das 2. Ziel, die Entwicklung einer künstlichen Harnblase, erfordert die Lösung mehrerer Teilfragen. Es muß 1. ein geeigneter Kunststoff gefunden werden, der vom Organismus toleriert wird und nicht mit Harnsalzen inkrustiert; 2. muß eine Technik zur Herstellung einer dauerhaften wasserdichten Verbindung zwischen organischem Gewebe und Kunststoff entwickelt werden; 3. muß zwischen Blasenkörper und Harnleiter ein geeignetes Ventil interponiert werden, das unter dem erhöhten Druck in der Harnblase während der Blasenentleerung einen Harnrückfluß durch den Harnleiter in die Nieren verhindert; 4. muß eine Entleerungsautomatik zur Harnaustreibung aus dem Harnreservoir entwickelt werden.
Bei Patienten mit inoperablen Karzinomen (Blasenkarzinome, Genitalkarzinome, Prostatakarzinome, retroperitoneal wachsende Tumoren), die zu einer Harnabflußstörung und Untergang des Nierengewebes führen, ist zur Erhaltung der Nierenfunktion die Anlage einer Nierenfistel notwendig. Das Tragen 1 oder 2 Nierenfisteln bringt für den Patienten große pflegerische und soziale Probleme. Für diese Patienten muß zur Harnableitung ein künstlicher Harnleiter entwickelt werden, bzw. ein pflegeleichtes Harnauffangsystem in Verbindung mit einer ureterokutanen Prothese (= Nieren-Harnleiterhautprothese).
Da bei bestimmten bösartigen Erkrankungen und neurogenen Dysfunktionen der gesamte harnableitende Apparat operativ entfernt bzw. ausgeschaltet werden muß, erschien es uns sinnvoll, die Untersuchungen zur Entwicklung einer künstlichen Harnblase mit Untersuchungen zur Entwicklung eines künstlichen Harnleiters zu kombinieren.

Methodik

Als Versuchstiere dienten weibliche Miniaturschweine. Die Operationen wurden in Halothan-Lachgas-Sauerstoff-Maskennarkose durchgeführt. Die Kontrolle der Operationsergebnisse erfolgte durch Röntgenuntersuchungen, Kontrolle der harnpflichtigen Substanzen, Relaparotomie und histologische Untersuchung der Operationspräparate.
1. Versuchsserie (partieller Harnblasenwandersatz)
Die Versuche wurden an 11 Miniaturschweinen durchgeführt.

Bei jedem Versuch wurden 2 Tiere gleichzeitig operiert. Die Freilegung der beim Schwein intraperitoneal gelegenen Harnblase erfolgte durch Laparotomie von einem Unterbauchmittelschnitt aus. Aus den freigelegten Harnblasen wurde ein großer Wandbezirk abgetragen und in physiologischer Kochsalzlösung ausgewaschen. Danach wurden die Blasentransplantate zwischen den beiden Tieren ausgetauscht und mit dem verbleibenden Blasenrest des jeweiligen Empfängers vernäht. In 1 Fall wurde das homologe Blasentransplantat an das Gefäßsystem des Empfängertieres angeschlossen. Das Spendertier wurde getötet.

2. Versuchsserie (Versuche zur Verwendung alloplastischer Ventile zur Verhinderung des vesiko-renalen Refluxes)
In dieser Versuchsreihe wurden 7 Miniaturschweinen Antirefluxventile aus Silikonkautschuk implantiert. Es waren die gleichen Ventile, wie sie in der Neurochirurgie zur Drainage des kindlichen Wasserkopfes verwendet werden. Bei diesen Ventilen ist der Flüssigkeitsdurchfluß nur in einer Richtung möglich. Die Ventile wurden zwischen Harnleiter, der von der Harnblase abgetrennt wurde, und Harnblasenwand implantiert.

3. Versuchsserie (Ersatz der Harnblasenwand, Trigonum vesicae, durch Silikonkautschuk)
Diese Versuchsreihe hatte zum Ziel, eine geeignete Methode zur Herstellung einer wasserdichten dauerhaften Verbindung zwischen organischem Gewebe und alloplastischem Material zu entwickeln.

Zahlreiche tierexperimentelle und klinische Untersuchungen zeigen, daß Silikonkautschuk zum teilweisen bzw. vollständigen alloplastischen Organersatz im Bereich der ableitenden Harnwege geeignet ist (2,3,7,19,22,23). Silikonkautschuk ist in der Form des Polydimethylsiloxan chemisch inert, korrosionsfrei, hitzestabil und deshalb mehrfach problemlos sterilisierbar. Er ist nicht kanzerogen und löst keine Fremdkörperreaktion aus; zudem ist er morphologisch glatt, wasserabstoßend und ausgesprochen antihäsiv. Je nach Vernetzungsgrad kann gewünschte Formstabilität bzw. Elastizität erzielt werden. Aufgrund der morphologischen und antihäsiven Eigenschaften des Silikonkautschuk besteht für den Organismus jedoch nicht die Möglichkeit, durch Einwachsen eine feste Verbindung herzustellen. Dies wird erst ermöglicht durch Aufkleben einer voluminösen weitmaschigen Textilschicht, in die Granulationsgewebe einwachsen kann. Durch Umwandlung des Granulationsgewebes in faserreiches Narbengewebe entsteht so eine dauerhafte feste Verbindung. Von entscheidender Bedeutung für die Herstellung einer dauerhaften belastbaren Verbindung scheint die Art der Textilbeschichtung zu sein, vor allem die Webform. Sie muß so locker sein, daß dem Granulationsgewebe genügend Raum zum Einwachsen in das Maschenwerk geboten wird und eine Vernetzung mit den Textilfasern erfolgen kann. Das ist bei der weitmaschigen und lockeren Velourwebart der Fall.
Wir implantierten in dieser Versuchsreihe 18 Miniaturschweinen in Maskennarkose eine selbstangefertigte Trigonumprothese (Abb. 1). Die Prothesen wurden aus Silikonkautschuk gegossen und ihre Außenseite mit einer Textilschicht überzogen. Jede Prothese trug 1 bzw. 2 10 mm lange Stutzen aus Silikonkautschuk, die in das Harnleiterlumen vorgeschoben wurden. Die Prothesen waren oval und 3 x 5 cm groß. Die Untersuchungen erfolgten in 2 Serien. In der ersten Serie waren die Pro-

thesen auf der nicht von Harn benetzten Seite mit dicht gewebtem Nylon beschichtet, in der zweiten Serie mit weitmaschigem Dacronvelour. Nach Freilegung der Harnblase und der Harnleiter wurden die Harnleiter dicht vor der Einmündung in die Harnblase abgetrennt und tief an der Blasenhinterwand ein der Größe der Prothese entsprechender Blasenwanddefekt gesetzt. Die Blasenwand wurde mit Dexon 4xo atraumatisch auf die Textilschicht der Prothese aufgenäht, ohne die Silikonkautschukschicht zu perforieren. Dabei wurde darauf geachtet, daß nur Muskulatur mit der Naht gefaßt wurde und die Schleimhaut mit dem Rand der Prothese abschloß. Nach Einführen der Stutzen in das Harnleiterlumen erfolgte die spannungsfreie Fixation der Harnleiter an der Textilschicht mit Dexon 5xo atraumatisch. Die Prothesen lagen stets im relativ unbeweglichen Teil der Harnblase. Die Implantate wurden in unterschiedlichen Abständen mit der Harnblase und den Nieren entfernt und histologisch untersucht.

4. Versuchsserie (alloplastisches Ureterhautstoma)
Bei der Entwicklung eines künstlichen Harnreservoirs ist neben dem Problem der dauerhaften wasserdichten Verbindung zwischen den Harnleitern und dem alloplastischen Harnreservoir das Problem der Harnableitung über ein Hautstoma zu lösen. Dieses Stoma muß so beschaffen sein, daß es in das Subkutangewebe reizlos einwächst und dadurch ein wasserdichter Abschluß zwischen Epidermis und alloplastischem Stoma entsteht. Das sind Anforderungen, die man an ein klinisch brauchbares pflegeleichtes Harnstoma stellen muß. In dieser Serie wurde 12 Miniaturschweinen eine ureterocutane Prothese (Abb. 2) implantiert. Die Prothese trug ein subkutan plazierbares federndes Widerlager aus Dacronvelour. Nach Anastomosierung mit dem Harnleiter erfolgte die Harnableitung 6 mal über die Flanke. 6 Prothesen wurden an einer für die Tiere nur schwer erreichbaren Stelle am Unterbauch implantiert.

5. Versuchsserie (Harnconduit)
In dieser Serie wurde 8 Miniaturschweinen ein Harnconduit von unterschiedlicher Form und Größe ohne Verschluß und Entleerungsmechanismus implantiert (Abb. 3 - 5).
Jedes Conduit trug 2 ca. 1o mm lange Stutzen aus Silikonkautschuk, die in das Harnleiterlumen eingeführt wurden. Die Fixation der Harnleiterenden erfolgte, wie in den anderen Versuchen, an einer Dacronvelourmuffe. 4 mal wurden die Harnleiter dabei subtotal reseziert und durch alloplastisches Material ersetzt. Es handelte sich dabei also um einen subtotalen Ersatz der ableitenden Harnwege (Harnleiter, Harnblase, Harnröhre). Die Ableitung des Harns erfolgte über ein durch die Bauchhaut hindurchgeleitetes alloplastisches Stoma mit einem kräftigen subkutan plazierbaren Widerlager aus Dacronvelour, das die Prothese gegen Dislokation sicherte. Die Implantation der Prothesen erfolgte über einen Unterbauchmittelschnitt. Die Harnleiter wurden extraperitoneal aufgesucht und durchtrennt. Die Anastomosen zwischen Harnleiter und Conduit lagen bei 4 Prothesen retroperitoneal. 4 mal lagen sie subkutan, nachdem die Harnleiter durch einen Tunnel durch die Bauchwandmuskulatur hindurchgeleitet worden waren. Die Conduits lagen direkt unter der Bauchhaut im subkutanen Fettgewebe. Das Stoma war stets so plaziert, daß ein Ausheberefekt möglich war.

6. Versuchsserie (künstlicher Harnleiter)
In Zusammenarbeit mit der Heyer-Schulte-Corporation wurde eine neue Harnleiterprothese entwickelt, die sich von den bisher verwendeten Silikonkautschukprothesen durch größere Elastizität und bessere Anpassungsfähigkeit an die Körperbewegungen unterscheidet (Abb. 6).
Die Prothese besteht aus einer mit Dimethylpolysiloxan beschichteten, sehr flexiblen Stahlspirale, die vor Abknickung schützt und das Lumen offen hält. Die am nierenwärtigen Ende befestigte Dacronvelourmuffe ermöglicht eine wasserdichte Anastomose mit dem Nierenbecken oder Harnleiter. Ein Antirefluxmechanismus wurde nicht verwendet.
Die Harnleiter wurden ca. 2 cm unterhalb des Nierenbeckens abgetrennt. Die alloplastisch ersetzte Strecke war, je nach Alter der Tiere, zwischen 15 - 25 cm lang.
Die Befestigung der Prothese an der Harnblase erfolgte mit Hilfe einer dacronvelourbeschichteten Platte, die im relativ unbeweglichen Teil der Harnblase am Blasenboden in die Muskulatur eingebettet wurde. Nach Hindurchziehen durch eine schräg verlaufende zentrale Öffnung wurde die Prothese, den anatomischen Verhältnissen entsprechend, in situ auf passende Länge geschnitten und an der versenkten Platte mit Silastikkleber fixiert.
Die Überprüfung der Operationsergebnisse erfolgte bis zu 12 Monate nach Implantation durch Röntgenuntersuchungen, Laparotomien und histologische Untersuchungen.

Ergebnisse

1. Versuchsserie (s. Tab. 1)
Wie die Relaparotomien in verschiedenen Zeitabständen nach der Operation zeigten, wurden die Transplantate in der 2. bzw. 3. postoperativen Woche nekrotisch und nach 4 - 8 Wochen abgestoßen. Das Transplantat ließ sich als Nekrose 1 - 2 Monate nach dem Eingriff nachweisen. Die Transplantate hatten vorübergehend eine Platzhalterfunktion erfüllt bis zu dem Zeitpunkt, bis zu dem Narbengewebe im Bereich der Blasenkuppe sich zu einem Blasenwandersatz entwickelt hatte. Der Vernarbungsprozeß war bei allen Tieren, die überlebten, zu beobachten. 4 der 11 operierten Tiere gingen an postoperativen Komplikationen ein.
Das Versuchstier, bei dem die das Transplantat versorgenden arteriellen und venösen Gefäße mit den Iliacagefäßen des Empfängertieres anastomosiert worden waren, ging am 3. postoperativen Tag ein. Das Transplantat war weitgehend nekrotisch, die Gefäße im Bereich der Anastomosen waren thrombosiert.

2. Versuchsserie
Bei allen Tieren entwickelten sich schwere Hydro- bzw. Pyonephrosen die zu einem Parenchymuntergang mit nachfolgendem Nierenversagen führten.

3. Versuchsserie (s. Tab. 2 u. 3)
12 Miniaturschweinen in dieser Serie wurden mit dicht gewebtem Nylon beschichtete Prothesen implantiert. 11 Tiere überlebten den Eingriff ohne Komplikationen bis zum Versuchsende.

1 Tier ging innerhalb der 1. Woche an einer urinösen Peritonitis ein, verursacht durch eine Nahtinsuffizienz zwischen Prothese und Harnblasenwand.
Die Relaparotomien zeigten, daß alle Prothesen in das Blasenlumen abgestoßen worden waren, bei einem Tier bereits innerhalb von 14 Tagen nach der Implantation. Der genaue Zeitpunkt der Abstoßung konnte bei keinem Tier klinisch oder röntgenologisch erfaßt werden. Es kann aber angenommen werden, daß die Abstoßung bereits früh einsetzte, ohne daß röntgenologisch ein Urinextravasat bei den meist 14 Tage nach Implantation durchgeführten Röntgenkontrollen sichtbar wurde. Die vor den Relaparotomien angefertigten Infusionsurogramme zeigten bei 3 Tieren eine mäßige Ektasie von Harnleiter und NBKS auf der Seite der Implantation. Eine Hydro- oder Pyonephrose hatte sich bei keinem Tier entwickelt. Die Relaparotomien zeigten, daß es bei allen Tieren zu einer spontanen Reanastomosierung von Harnleitern und Harnblase gekommen war. Der ursprüngliche Blasenwanddefekt bestand histologisch aus einer von Urothel überzogenen Narbe. In 2 Fällen waren die Prothesen inkrustiert.
In der zweiten Serie implantierten wir mit weitmaschigem Dacronvelour beschichtete Prothesen bei 6 Miniaturschweinen. 1 Tier ging innerhalb der 1. Woche nach der Operation an einer urinösen Peritonitis infolge Nahtinsuffizienz zwischen Prothese und Blasenwand ein. Ein weiteres Tier entwickelte eine Pyonephrose. Die übrigen 4 Tiere wurden nach 4, 6 und 8 Wochen relaparotomiert. Im Gegensatz zu der vorangegangenen Serie war das makroskopische Bild jetzt völlig anders und bis zur 8. Woche gleichbleibend. Die Prothesen hafteten der Blasenwand fest an und waren nicht inkrustiert (Abb. 7). Die Harnleiteranastomosen waren frei durchgängig. Röntgenologisch und makroskopisch fand sich bei einem Tier eine leichte Harnleiterektasie.
Die histologische Untersuchung (Abb. 8) zeigte, daß von der Harnblasenwand ausgehendes Granulationsgewebe in die Maschen des Dacronvelour eingewachsen war, und daß eine Umwandlung des Granulationsgewebes in faserreiches Gewebe einsetzte. 6 und 8 Wochen nach der Implantation wurden die Dacronfasern der Textilbeschichtung teilweise von festen kollagenen Faserstrukturen durchsetzt, wodurch eine feste Verbindung zwischen dem alloplastischen Material und der Blasenwand entstanden war.

4. Versuchsserie
Die Ergebnisse dieser Serie sind in Tabelle 4 zusammengefaßt. 5 Tiere entfernten sich die Prothesen innerhalb kurzer Zeit durch Scheuern an den Futtertrögen oder den Wänden des Käfigs. Die Nieren entwickelten danach eine Pyonephrose. Eine Prothese wuchs nicht ein. 2 Stomata wurden dadurch "mechanisch" fest, daß sich eine bindegewebige Tasche um das Widerlager bildete, ohne daß das Gewebe in den Dacronvelour eingewachsen war. 4 mal entstand eine histologisch feste Verbindung durch Einwachsen des umgebenden Gewebes in die Textilbeschichtung.
Die histologischen Untersuchungen ergaben, daß in das Maschenwerk der Textilbeschichtung ein zellarmes faserreiches Gewebe eingewachsen war. Zelluläre Infiltrate in Form mononukleärer Zellen wie Monozyten, Lymphozyten, Plasmazellen als Ausdruck einer zellulären Abwehrreaktion fehlten. Ebenso fehlten Granulozyten als Zeichen einer entzündlichen Reaktion.

5. Versuchsserie
Die Ergebnisse sind in Tabelle 5 zusammengefaßt.
Von 8 Schweinen ging 1 nach 14 Tagen an einer urinösen Peritonitis als Folge einer Nahtdehiszenz ein. 7 Tiere wurden nach 4, 6 und 8 Wochen getötet und die entnommenen Präparate histologisch untersucht. Bei 4 von 8 nachuntersuchten Schweinen hatte sich im Bereich einer Harnleiteranastomose über eine Nahtdehiszenz ein Harnextravasat gebildet, das jedoch während des Beobachtungszeitraums zu keiner sichtbaren Beeinträchtigung des Wohlbefindens (Freßlust, Lebhaftigkeit) geführt hatte.
Abgesehen von der einseitigen Nahtdehiszenz bei 4 Schweinen bestanden bei allen 8 Conduits sowohl im Bereich der Harnleiteranastomosen wie auch am Stoma im Hautniveau histologisch feste Verzahnungen zwischen alloplastischem Material und organischem Gewebe.
Bei keinem Tier hatte sich eine Hydro- bzw. Pyonephrose entwickelt. Lediglich die Harnleiter erschienen leicht erweitert und wandverstärkt, jedoch ohne Schlingenbildung, wie bei einer typischen Hydronephrose. Histologisch fanden sich in sämtlichen Nieren pyelonephritische Veränderungen. Eine Inkrustation der Prothesen wurde in keinem Fall beobachtet.

6. Versuchsserie
Die Ergebnisse sind in Tabelle 6 zusammengefaßt.
In keinem Fall wurde eine Prothesendislokation, Inkrustation bzw. Extravasatbildung im Anastomosenbereich beobachtet. Ein Tier ging nach 1 Woche an einer urinösen Peritonitis ein, die durch eine Nahtdehiszenz im Bereich einer Zystostomie entstanden war. 4 Nieren zeigten 12 Monate nach Prothesenimplantation eine deutliche Parenchymreduktion. Die Nieren der übrigen Tiere in der Tabelle 6 (Versuch Nr. 1, 2, 7, 8, 10) ließen bis zu 10 Monate nach alloplastischem Harnleiterersatz weder urographisch noch makroskopisch eine Parenchymreduktion erkennen. 2 Tiere mit Einzelniere (Tab. 6, Versuch Nr. 8 und 10) entwickelten nach Prothesenimplantation eine kompensatorische Parenchymhypertrophie. Die regelmäßig durchgeführten Kontrollen der harnpflichtigen Substanzen zeigten, daß die Einzelnieren über den künstlichen Harnleiter eine ausreichende Menge Harn ausschieden, und daß es zu keiner Retention der harnpflichtigen Substanzen kam. Ein Miniaturschwein lebt jetzt im 8. Monat mit Einzelniere und künstlichem Harnleiter bei röntgenologisch guter Funktion.

Diskussion

Wie die von Enein (9) und Zingg (25) durchgeführten tierexperimentellen Untersuchungen zeigen, scheitert sowohl die autologe wie die homologe Blasentransplantation an 3 Problemen: 1. der Technik der Gefäßanastomosen bei kleinem und kleinstem Gefäßkaliber. 2. der Funktionslosigkeit der Harnblase nach vollständiger Denervierung und 3. an den immunologischen Abwehrreaktionen des Empfängers. Die Ergebnisse von Zingg zur autologen Blasentransplantation, d.h. Entnahme der Harnblase, Perfusion und anschließende Reimplantation in denselben Organismus, waren nicht zufriedenstellend. Die Mißerfolge der Versuche waren vor allem auf eine Thrombosierung

und den vollständigen Verschluß sowohl der venösen wie der arteriellen Anastomosen zurückzuführen. Der frühzeitige thrombotische Verschluß der Gefäße führte zu einer Nekrose der transplantierten Blase. Bei den überlebenden Tieren, bei denen es nicht zu einem thrombotischen Verschluß der Gefäßanastomosen gekommen war, hatte die Harnblase als völlig denerviertes Organ lediglich die Funktion eines Reservoirs ohne Möglichkeit der aktiven Entleerung übernommen.
Ebenso unbefriedigend waren die Ergebnisse der Untersuchungen zur homologen Blasentransplantation. Die Transplantate wurden nach kurzer Zeit nekrotisch und abgestoßen. Die Tiere gingen an postoperativen Komplikationen ein. Die Überlebenszeiten der Empfänger betrugen nur 6 - 35 Tage bei Zingg. Über ähnliche Ergebnisse berichtet Enein. 13 von 27 Hunden überlebten nur 3 - 7 Tage, 3 Tiere überlebten 89, 97 und 149 Tage. Die Ergebnisse von Zingg und Enein zeigen, wie auch unsere, ein gleiches Verhalten der Transplantate. Nach einer gewissen Zeit kommt es zu einer ischämischen Nekrose und die Transplantate werden abgestoßen. Erfolgt die Abstoßung früh, so kommt es durch Harnextravasation zur urinösen Peritonitis mit letalem Ausgang. Erfolgt die Abstoßung zu einem späteren Zeitpunkt, so übernimmt das autologe oder homologe Transplantat eine sogenannte Platzhalterfunktion, mit Hilfe derer der Organismus einen gesetzten Harnblasenwanddefekt frei regenerieren kann, bzw. es kann sich um das Transplantat eine narbige Höhle bilden, die die Funktion eines primitiven Harnreservoirs übernehmen kann.
Die bisher im Tierexperiment erzielten Ergebnisse zur autologen und homologen Blasentransplantation (9,14,25) sind unbefriedigend und wenig erfolgversprechend.

Wie bereits eingangs erwähnt, stellt sich als Teilproblem bei der Entwicklung einer künstlichen Harnblase die Verhinderung des Harnrückstroms aus der künstlichen Harnblase über die Harnleiter in die Niere. Der Harnrückstrom oder auch Reflux begünstigt vor allem bei infiziertem Harn die Entstehung einer Pyelonephritis mit der Gefahr einer irreversiblen Nierenschädigung.
Zur Verhinderung des Refluxes implantierte Furey (11) 14 Hunden alloplastische Antirefluxventile aus Teflon. 11 der 14 Tiere entwickelten während der Beobachtungszeit eine ausgeprägte Hydronephrose. Die übrigen 3 Tiere entwickelten Stenosen im Bereich der Harnleiterventilanastomose. Ebensowenig zufriedenstellend waren die Ergebnisse von Kohler (15), der Antirefluxventile aus Siliconkautschuk bei 1o Hunden implantierte.
In gleicher Weise unbefriedigend waren auch unsere Ergebnisse. Alle 7 Tiere entwickelten eine Hydro- bzw. eine Pyonephrose. Die Versuche mußten aus diesem Grunde abgebrochen werden. Unter Berücksichtigung der Untersuchungen von Melchior und Mitarbeitern (17) muß man annehmen, daß die implantierten Antirefluxventile als funktionelle Stenosen einen Harnrückstau verursachen, der schließlich zum Nierenparenchymuntergang und zur Niereninsuffizienz führt.

Die nach Blasenwandteilresektion bzw. nach subtotaler Entfernung der Harnblase angewendeten Verfahren zur Blasenrekonstruktion mit ausgeschalteten Segmenten des Dünn- oder Dick-

darms haben sich als brauchbare Verfahren erwiesen. Der Wert
dieser Methoden wird allerdings eingeschränkt durch die aufwendige Operationstechnik und die relativ hohe Mortalität. Die
bis jetzt in der Humanmedizin angewendeten Verfahren der
künstlichen Harnableitung nach außen, bzw. in ausgeschaltete
Darmschlingen und damit Schaffung eines Harnreservoirs aus
körpereigenem Gewebe, stellen keine Ideallösung dar. Auch sie
sind zudem mit einer relativ hohen Komplikationsrate belastet.
Die Entwicklung und Erprobung neuer Operationsmethoden zum
teilweisen oder vollständigen Harnblasenersatz bzw. zum vollständigen Ersatz der ableitenden Harnwege ist somit eine
dringendst zu lösende Aufgabe. Da die Verwendung körpereigenen Materials zur Harnblasenrekonstruktion nur mit großen
Operationsrisiken möglich ist und die homologe Harnblasentransplantation aus den oben genannten Gründen z.Zt. noch
nicht durchführbar ist, erscheint die Suche und experimentelle Anwendung von alloplastischem Material, d.h. von körperfremdem anorganischen Material naheliegend. Die Verwendung
von alloplastischem Material im Bereich der Harnwege ist zudem eine bereits vor unserer Zeitrechnung praktizierte Methode (23).
Gegenüber dem autologen und homologen Organersatz bietet der
alloplastische Organersatz folgende Vorteile:
1. Unabhängigkeit vom lebenden oder toten Organismus als Organspender.
2. Das gewünschte alloplastische Organ ist zu jeder Zeit und
in jeder erforderlichen Größe steril verfügbar.
3. Es ist nur ein Eingriff an einem Organsystem erforderlich,
wodurch das Operationsrisiko vermindert und ein deutlicher
Zeitgewinn erzielt werden kann.
Als geeignetes Material zum teilweisen bzw. vollständigen alloplastischen Organersatz im Bereich der ableitenden Harnwege
hat sich Silikonkautschuk bewährt. Dieser Implantatwerkstoff
ist in der Form des Polydimethylsiloxan chemisch inert, korrosionsfrei, hitzestabil und deshalb mehrfach problemlos sterilisierbar. In zahlreichen Tierversuchen und in der klinischen Anwendung haben sich Prothesen aus Polydimethylsiloxan
als akanzerogen erwiesen. Als besonderer Vorteil für den Organersatz im Bereich der ableitenden Harnwege ist die ausgesprochene Antihäsivität anzusehen. Sie verhindert die Anlagerung von Harnsalzen (Inkrustation). Aufgrund der morphologischen und antihäsiven Eigenschaften des Silikonkautschuk besteht für den Organismus nicht die Möglichkeit, durch Einwachsen in den Kunststoff eine feste Verbindung herzustellen. Dies
wird erst ermöglicht durch Beschichtung mit einer weitmaschigen Textilschicht, in die das körpereigene Gewebe einwachsen
kann. Erst dadurch entsteht eine dauerhafte und feste Verbindung zwischen alloplastischem Material und körpereigenem Gewebe. Die Versuchsergebnisse der meisten bisher durchgeführten Untersuchungen zum teilweisen Blasenwandersatz durch alloplastisches Material zeigen, daß sich Kunststoffe zwar in der
Regel wasserdicht mit der Blasenwand vernähen lassen, das
Fremdmaterial aber in das Blasenlumen abgestoßen wird, sobald
sich auf der Außenseite der Prothesen eine bindegewebige
Schicht gebildet hat (1,5,8,13,14,15,18,20,21).
Die Mitteilungen über den alloplastischen Organersatz im Bereich der ableitenden Harnwege beziehen sich fast ausschließlich auf den Ersatz des Harnleiters und der Harnblasenwand

(1,4,7,8,13,16,18,19,20,21,22).
Unseres Wissens liegen bisher noch keine Untersuchungen über den alloplastischen Ersatz des Trigonum vesicae durch Silikonkautschuk vor. Ziel der von uns durchgeführten Untersuchungen war die Implantation einer Trigonumprothese und die Herstellung einer dauerhaften wasserdichten Verbindung zwischen Prothese und Harnblasenwand sowie zwischen Prothese und Harnleiter.
Über Versuche, die Harnblasenwand durch Silikonkautschuk mit oder ohne Textilbeschichtung zu ersetzen, berichteten Dressler (8), Stanley und Lattimer (20), Ashkar und Heller (1) und Vrind und Klopper (21). Bei Dressler waren die Implantate nach 7, bei Stanley und Lattimer nach 9 Monaten noch fest mit der Blasenwand verwachsen und zeigten keinerlei Abstoßungstendenz. Die Langzeituntersuchungen von Stanley und Lattimer (20) über 18 Monate ergaben allerdings, daß zu 80 % resezierte Blasen nach vollständiger Regeneration die Implantate funktionslos in das Blasenlumen abstoßen. Die Prothesen haben dann, wie auch die Untersuchungen von Vrind und Klopper mit beschichtetem Silikonkautschuk und unsere eigenen Versuche mit dicht gewebter Nylonbeschichtung zeigen, nur eine "Platzhalter bzw. Induktorfunktion", die die vollständige Regeneration eines Blasenwanddefekts ohne Extravasatbildung ermöglicht.
Während Dressler (8), Stanley und Lattimer (20), Ashkar und Heller (1) und Vrind und Klopper (21) Versuche zum alloplastischen Blasenwandersatz unter Belassung des Trigonums durchführten, bezogen wir die Harnleitermündung in unsere Untersuchungen mit ein. Wir durchtrennten die Harnleiter, resezierten das Trigonum teilweise, implantierten die Prothese in den gesetzten Defekt und anastomosierten die Harnleiter mit der Prothese. Mit den Ergebnissen unserer Untersuchungen glauben wir zu zeigen, daß es möglich ist, textilbeschichtete Silikonkautschukprothesen in die Gegend des Trigonums zu implantieren und eine wasserdichte Verbindung zwischen Prothese und Harnleiter sowie zwischen Prothese und Harnblasenwand herzustellen, ohne daß es zu wesentlichen Veränderungen des oberen Harntrakts und nur selten zu Komplikationen wie Extravasatbildung und Inkrustation kommt.
Von entscheidender Bedeutung für die Herstellung einer dauerhaften, belastbaren Verbindung scheint die Art der Textilbeschichtung zu sein, vor allem die Webform. Sie muß so locker sein, daß dem Granulationsgewebe genügend Raum zum Einwachsen in das Maschenwerk geboten wird und eine Vernetzung mit den Textilfasern erfolgen kann. Das ist bei der weitmaschigen und lockeren Velourwebart der Fall.
In dieser 3. tierexperimentellen Serie wurde eine einfache, nur wenig belastende Methode zum teilweisen Harnblasenwandersatz bzw. zum Trigonumersatz unter Einbeziehung der Harnleitermündungen entwickelt.

Aufbauend auf den Erkenntnissen dieser 3. Versuchsserie wurde die Lösung der 2. Teilfrage unseres Programms, nämlich die Entwicklung eines künstlichen Harnausgangs, der vom organischen Gewebe toleriert wird und reizlos in das körpereigene Gewebe einwächst, angegangen.
Wie die Ergebnisse von Auvert u.a. (2,3,5,10) zeigen, scheint bei der Implantation eines alloplastischen Harnconduits wegen fehlender steuerbarer Entleerungsfunktion die Verwendung

des Blasensphinkters und die Harnableitung über die Harnröhre nicht möglich zu sein. Es muß deshalb eine sphinkterunabhängige Form der Harnableitung über ein alloplastisches Stoma nach außen gefunden werden. Dieses Stoma muß so beschaffen sein, daß das Einwachsen in das Subkutangewebe möglich ist und dadurch ein fester wasserdichter Abschluß zwischen Epidermis und alloplastischem Stoma entsteht.
Die Entwicklung eines alloplastischen Stoma zur Harnableitung ist aber nicht nur für die Ableitung des Harns aus einem alloplastischen Conduit erforderlich. Ein derartiges alloplastisches Stoma könnte auch klinische Anwendung finden bei der Anlage einer Ureterocutaneostomie. Diese Form der Harnableitung wird bei Risikopatienten mit fortgeschrittenem Krebs im Bereich der Beckenorgane (Genitalkrebs, Blasenkrebs usw.) bevorzugt, weil es sich um einen technisch einfachen und nur wenig belastenden Eingriff handelt. Das Operationsergebnis wird allerdings oft gefährdet durch die Entwicklung einer narbigen Striktur an der Haut/Schleimhautgrenze. Häufige Stomarevisionen oder Dauerschienung mit der Gefahr der aszendierenden Harnwegsinfektion sind erforderlich und zwingen zu einer Einschränkung der zunächst im Hinblick auf die Erhaltung der Nierenfunktion günstigen Beurteilung der Ureterocutaneostomie. Durch Verwendung eines alloplastischen Ureterhautstoma könnte die Strikturbildung verhindert werden.
Wir glauben, daß das von uns entwickelte alloplastische Ureterhautstoma klinische Anwendung immer dann finden kann, wenn bei der Anlage einer Ureterocutaneostomie die Gefahr der Strikturentwicklung besteht. Aus der Literatur sind uns bisher noch keine Mitteilungen bekannt über tierexperimentelle Versuche bzw. klinische Anwendung eines alloplastischen Ureterhautstoma. Es wurde bisher lediglich berichtet über tierexperimentelle Untersuchungen zur Anwendung eines Magnetverschlusses nach Anlage eines Ileumconduits (24) sowie über die tierexperimentelle und klinische Anwendung eines künstlichen Harnblasenausgangs aus Biocarbon (12). Das von uns im Tierversuch zur künstlichen Harnableitung erfolgreich angewendete alloplastische Ureterhautstoma bedarf vor der klinischen Anwendung noch der tierexperimentellen Erprobung im Langzeitversuch.

Der vollständige alloplastische Ersatz der Harnblase durch eine Prothese ist in der Urologie ein vorrangiges Problem. Der Blasenkrebs, entzündliche und strahlenbedingte Schrumpfblasen, neurogen fehlgesteuerte Harnblasen und angeboren fehlangelegte Harnblasen (Blasenekstrophie) sind eindeutige klinische Indikationen zum künstlichen Harnblasenersatz.
Nach Auvert (2) gibt es 2 Möglichkeiten zum alloplastischen Harnblasenersatz: 1. Implantation eines Harnconduits an günstiger Stelle im Abdominalbereich und künstliche Harnableitung über einen künstlichen Ausgang. 2. Orthotope, d.h. am ursprünglichen Sitz der Harnblase gelegene Implantation einer künstlichen Blase mit Verschlußmechanismus und Harnableitung über die natürliche Harnröhre.
Erste tierexperimentelle Untersuchungen zum vollständigen Ersatz der Harnblase durch ein alloplastisches Harnreservoir wurden 1960 von Bogash (5) durchgeführt. Das aus Silikonkautschuk bestehende Harnreservoir wurde 8 Hunden implantiert. 4 Hunde gingen innerhalb der ersten 2o Tage an postoperativen

Komplikationen ein. Eine eindeutige Aussage über die Brauchbarkeit dieses ersten Conduits konnte nicht gemacht werden. 1963 berichtete Friedman (10) über den vollständigen Ersatz der Harnblase durch ein Silikonkautschukreservoir. Die Tiere überlebten zwischen 4 - 47 Tagen. Bei der Sektion zeigten alle länger überlebenden Tiere eine ausgeprägte Hydronephrose und pyelonephritische Veränderungen des Nierenparenchyms. Friedman erklärt die schlechten Ergebnisse durch die Konstruktion des Conduits, vor allem aber durch die Anastomosentechnik zwischen Conduit und Harnleiter. Bis zu einer Beobachtungszeit von 8 Wochen entwickelte sich bei keinem der von uns mit einem Harnconduit versehenen Tiere eine Hydronephrose. Wir führen dies auf die von uns beim Trigonumersatz entwickelte und verbesserte Anastomosentechnik zwischen alloplastischem Material und Harnleiter zurück. Diese Technik wurde in anderer Form 1946 erstmals von Lubash (16) als Invaginationsmethode mitgeteilt.
Die Mitteilungen in der Literatur über den vollständigen Ersatz der Harnblase durch ein alloplastisches Harnreservoir sind insgesamt spärlich. Über den zumindest kurzfristigen erfolgreichen Ersatz der Harnblase mit Überlebenszeiten zwischen 1 - 12 Monaten bei Hunden berichtet Auvert 1976 (2).
Aufgrund der von uns während einer Beobachtungszeit bis 8 Wochen erzielten Ergebnisse sind wir der Ansicht, daß es durch Verbesserungen des von uns entwickelten Conduits möglich sein wird, ein klinisch brauchbares alloplastisches Harnreservoir zu entwickeln, das zumindest bei Patienten mit inkurablem Harnblasenkrebs statt einer beiderseitigen Nierenfistel eine brauchbare Alternative bietet. Bevor eine derartige Prothese klinische Anwendung finden kann, sind weitere langfristige tierexperimentelle Untersuchungen erforderlich.

Zahlreiche tierexperimentelle und klinische Untersuchungen zum Harnleiterersatz wurden bisher durchgeführt. Erste Versuche zum alloplastischen Harnleiterersatz führte Boari 1894 (23) unter Verwendung von Glasröhrchen durch. Seitdem wurden eine ganze Reihe von Materialien zum alloplastischen Harnleiterersatz erprobt. In Experiment und Klinik wurden gute Erfolge nur mit Silikonkautschukprothesen erzielt. Die bisher in der Klinik verwendeten Silikonkautschukprothesen sind jedoch relativ starr und wenig anpassungsfähig. Es wurde deshalb von uns eine neue Prothese von großer Elastizität entwickelt, die sich den Körperbewegungen und den Bewegungen der Harnblase bei der Blasenentleerung sowie den Atembewegungen der Niere bis zu einem gewissen Grade durch ihre Elastizität anpaßt. Um der von einigen Autoren mitgeteilten Prothesendislokation (7,22) vorzubeugen, wurde die Harnleiterprothese nach einer neuen von uns entwickelten Technik implantiert. Mit Hilfe einer dacronvelourbeschichteten Platte, die im relativ unbeweglichen Teil der Harnblase am Blasenboden in die Muskulatur eingebettet wurde, war es möglich, in allen Fällen die Prothese gegen Dislokation zu sichern. Die während einer Beobachtungszeit bis zu 12 Monaten erzielten Ergebnisse mit dieser neu entwickelten und mit einer verbesserten Technik implantierten Prothese geben Anlaß zu der Hoffnung, daß diese Prothese nach Abschluß von tierexperimentellen Langzeituntersuchungen Anwendung in der Klinik finden wird zum langfristigen alloplastischen Harnleiterersatz.

Schlußfolgerungen

Die Ergebnisse der von uns durchgeführten tierexperimentellen Untersuchungen zeigen, in Übereinstimmung mit der Literatur, daß die autologe und homologe Blasentransplantation zum gegenwärtigen Zeitpunkt an 2 Problemen scheitert: 1. operationstechnische Probleme; 2. immunologische Probleme.
Als Alternative bietet sich der alloplastische Organersatz an. Durch die Wahl geeigneter Implantatwerkstoffe und Entwicklung neuer Operationsmethoden erscheint es in absehbarer Zeit möglich, die natürliche Harnblase prothetisch durch ein alloplastisches Harnreservoir zu ersetzen. Die von uns durchgeführten tierexperimentellen Untersuchungen zeigen, daß die Herstellung einer dauerhaften wasserdichten Verbindung zwischen relativ starren Prothesen und mobilem organischen Gewebe im Bereich der ableitenden Harnwege möglich ist.
Das Programm "Auto- und Allotransplantation an der Harnblase" wurde in einem etwas weiteren Rahmen durchgeführt und die Entwicklung eines künstlichen Harnleiters mit einbezogen. Dies erschien uns sinnvoll, da bei bestimmten bösartigen Erkrankungen und neurogenen Dysfunktionen der gesamte harnableitende Apparat durch künstliche Organe ersetzt werden muß. Die tierexperimentellen Untersuchungen sind in ein Stadium gelangt, in dem es möglich ist, den Harnleiter zumindest kurzfristig (bis zu 12 Monaten) durch die von uns neu entwickelte Harnleiterprothese zu ersetzen. Aber nicht nur die Harnleiterprothese, sondern auch der von uns neu entwickelte künstliche Harnausgang und das Harnconduit wurden mit vielversprechenden Ergebnissen implantiert. Der künstliche Harnausgang und die Harnleiterprothese erscheinen aufgrund der tierexperimentellen Ergebnisse bereits jetzt für den alloplastischen Organersatz in der Humanmedizin geeignet. Eine Implantation beim Menschen kann aber erst nach tierexperimentellen Langzeituntersuchungen über 24 - 36 Monate vorgenommen werden.
Die Entwicklung des alloplastischen Harnconduits steht noch in den Anfängen. Die Schaffung einer künstlichen Harnblase, die die Sammel- und Entleerungsfunktion der natürlichen Harnblase voll übernehmen kann, erfordert noch zahlreiche tierexperimentelle Untersuchungen.

Die Titel der aus diesem Forschungsprojekt hervorgegangenen Publikationen lauten:

1. G. Kierfeld: Homologer Blasenteilersatz im Tierexperiment.
   11. Tagung der Südwestdeutschen Gesellschaft für Urologie, 1970

2. G. Kierfeld u. B. Brehmer: Rekonstruktion der Schweineblase durch freie Transplantation eines homologen Blasenlappens.
   Exp. Chir. 4, 76, 1971

3. B. Brehmer u. U. Schneider: Verwendung alloplastischer Ventile zur Verhinderung des Refluxes. In: Der vesiko-uretero-renale Reflux. Kinderurologisches Symposion 1973 der Urologischen Universitätsklinik Essen.
   P. Strohmenger, G. Thieme-Verlag, Stuttgart 1974

4. B. Schreiber, B. Brehmer, J. Gasch u. S. Göbel: Partieller Harnblasenwandersatz durch Silikonkautschuk.
   3. Symposion für experimentelle Urologie, Würzburg, 1. - 3. April 1976

5. B. Schreiber, B. Brehmer, W. Homann, S. Göbel u. J. Gasch: Replacement of the urinary bladder wall by a silicone rubber prosthesis.
   Urol. Res. 4:176-177 (1976)

6. B. Schreiber, B. Brehmer, J. Gasch u. S. Göbel: Ersatz des Trigonum vesicae durch Silikonkautschuk beim Schwein.
   Urol. int. 32:25-33 (1977)

7. B. Schreiber, S. Göbel u. J. Gasch: Tierexperimentelle Studie zur Entwicklung eines alloplastischen Ureterhautstoma.
   22. Tagung der NRW-Gesellschaft für Urologie, Soest 27. - 29. Mai 1976

8. B. Schreiber u. P. Mellin: Alloplastic Ureteral Replacement: Developement of a Silicone Rubber Spiral Prosthesis. New Implantation Technique.
   Third Annual Meeting of the European Society for Artificial Organs, London 21 - 24 November 1976

9. B. Schreiber, W. Homann, J. Gasch, S. Göbel u. P. Mellin: New Technique of Alloplastic Ureteral Replacement.
   Proceedings European Society for Artificial Organs Vol III 1977 (im Druck)

10. B. Schreiber, F. Lorentzen, W. Homann, M. Mlynek u. P. Mellin: Alloplastischer Ersatz der ableitenden Harnwege durch Silikonkautschuk.
    4. Symposion für experimentelle Urologie, Kassel, 6. - 8. April 1978

11. B. Schreiber, F. Lorentzen, M. Mlynek u. P. Mellin:
    Alloplastischer Harnleiterersatz durch eine neu entwickelte Prothese.
    19. Tagung der Südwestdeutschen Gesellschaft für Urologie, Frankfurt, 20. - 22. April 1978

12. B. Schreiber, F. Lorentzen, M. Mlynek u. P. Mellin:
    Harnableitung über ein alloplastisches Ureterhautstoma.
    Vereinigung Norddeutscher Urologen, 20. Tagung, Hannover, 1. - 3. Juni 1978

13. B. Schreiber, F. Lorentzen, M. Mlynek u. P. Mellin:
    Alloplastic replacement of the urinary tract by dacron-velour-lined silicone rubber.
    Urol. Res. (zur Publikation angenommen)

Literatur

1. Ashkar,L. and Heller,E.: The silastic bladder patch.
   J. Urol. 98:679 (1968)

2. Auvert,J.: Trends in alloplastic Replacement of segments of the urinary tract.
   Urol. Res. 4, 143-145 (1976)

3. Auvert,J. et al.: Prostetic replacement of the urinary tract.
   ESAO I, 128-131 (1974)

4. Blum,J.A.: Permanent silastic ureteral prosthesis.
   Surg. Forum 13:501 (1962)

5. Bogash,M., Kohler,F.P., Scott,R.H. and Murphy,J.J.: Replacement of the urinary bladder by a plastic reservoir with mechanical valves.
   Surg. Forum 10, 900-903 (1960)

6. Brehmer,B. und Schneider,U.: Verwendung alloplastischer Ventile zur Verhinderung des Refluxes. In: Der vesikouretero-renale Reflux.
   P. Strohmenger, G. Thieme-Verlag, Stuttgart, 1974

7. Djurhuus,J.C., Gyrd-Hansen,B. and Svendsen,O.: Total replacement of ureter by a scurasil prosthesis in pigs.
   Brit. J. Urol. 46, 415-424 (1974)

8. Dressler,D.P. and Many,M.: A new concept in prosthetic urinary bladder material.
   Trans. Am. Soc. artif. internal Organs 15:25 (1969)

9. Enein,A.A., El-Kharadely,M.S. and El-Sayed,S.: A technique for homotransplantation of the canine urinary bladder.
   Urologia 34:295 (1967)

10. Friedman,B., Smith,D.R. and Finkle,A.L.: Prosthetic bladder of silicone rubber in dogs.
    Invest. Urol. 1:323 (1963)

11. Furey,C.A.: Ureteral plastic valves in dogs.
    J. Urol. 85, 525-530 (1961)

12. Harzmann,R.: Kohlenstoffpolymer Implantate in der Stomaversorgung urologischer Patienten.
    Vereinigung Norddeutscher Urologen, 20. Tagung, Hannover, 1. - 3. Juni 1978

13. Kelâmi,A.: Alloplastik in der Urologie.
    Z. Urol. 3:161 (1972)

14. Kierfeld,G. und Brehmer,B.: Rekonstruktion der Schweineblase durch freie Transplantation eines homologen Blasenlappens.
    Z. exp. Chir. 4:76 (1971)

15. Kohler,P.: The use of plastic materials as conduits in the urinary tract.
    J. Urol. 97:544 (1967)

16. Lubash,S.: Experiences with tantalum tubes in the reimplantation of the ureters into the sigmoid in dogs and humans.
    J. Urol. 57, 1o1o-1o27 (1947)

17. Melchior,H., Rathert,P., Schiffer,A. und Lutzeyer,W.: Die Problematik des segmentalen Ureter-Ersatzes durch alloplastisches Material.
    Urologe A, 11, 41-45 (1972)

18. Sankey,N.E. and Heller,E.: The results of ureteroplasty using a silicone rubber patch.
    J. Urol. 97:3o9 (1967)

19. Schwille,P.O. und Schmidt,T.: Die Harnleiterprothese aus Silastik.
    Z. Urol. 3:2o9 (1971)

2o. Stanley,T.H. and Lattimer,J.K.: Velour-lined silicone rubber as an artificial bladder material.
    J. biomed. Mat. Res. 6:533 (1972)

21. Vrind,S.J.H.M. and Klopper,P.J.: Implantation of silicone rubber in the urinary bladder.
    Arch. Chir. neerl. 21/3:235 (1969)

22. Wagenknecht,L.: Ureterersatz durch Dakron-Silicon Prothesen im Tierversuch und beim Menschen.
    Urologe A, 1o, 317-321 (1971)

23. Wagenknecht,L.: Verwendung von Alloplastik im Bereich des Urogenitalsystems.
    Akt. Nephrol. 2, 93-111 (1976)

24. Wilhelm,E.: Diskussionsbeitrag über den "Erlanger Magnetverschluß" bei Ileumconduit. Vereinigung Norddeutscher Urologen, 2o. Tagung, Hannover, 1. - 3. Juni 1978

25. Zingg,E., Wegmann,W. und Largiader,F.: Erste Resultate der autologen und homologen Harnblasentransplantation im Tierversuch.
    Urologe A, 7, 2oo-2o7 (1968)

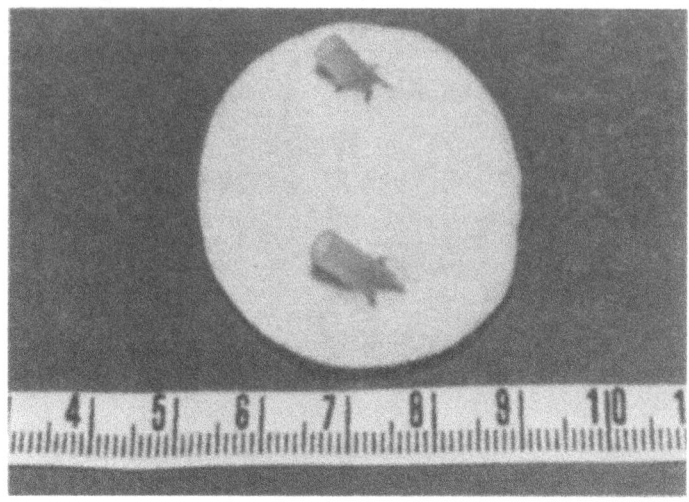

Abb. 1: Trigonumprothese aus Silikonkautschuk
mit Dacronvelourbeschichtung

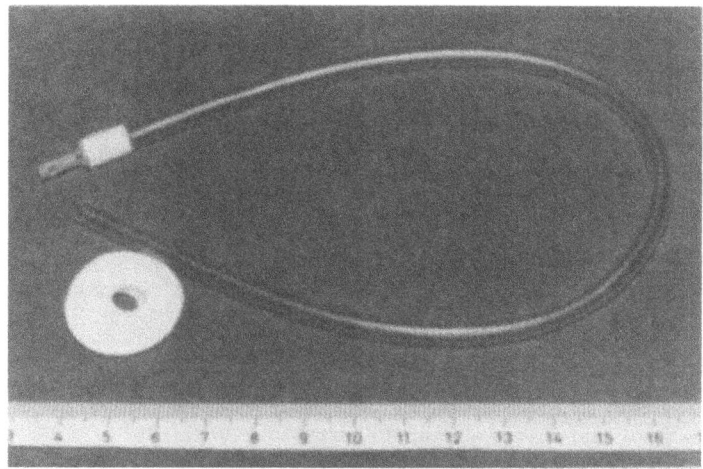

Abb. 2: Harnleiterprothese mit Basisplatte zur
Sicherung gegen Dislokation

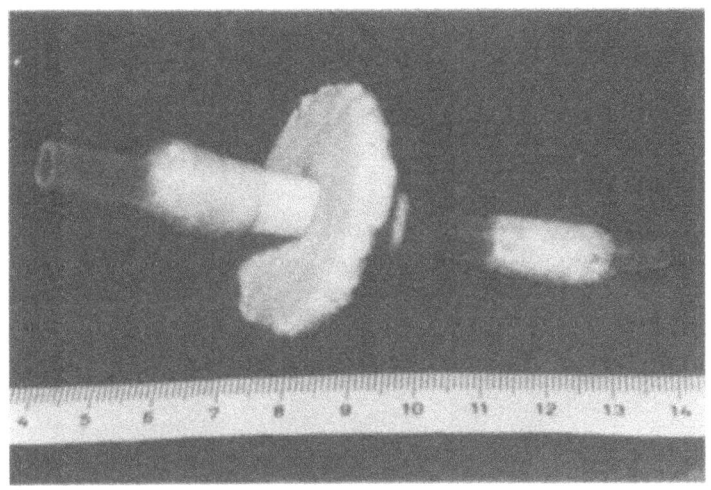

Abb. 3: Uretero-cutane Prothese = alloplastisches Ureterhautstoma

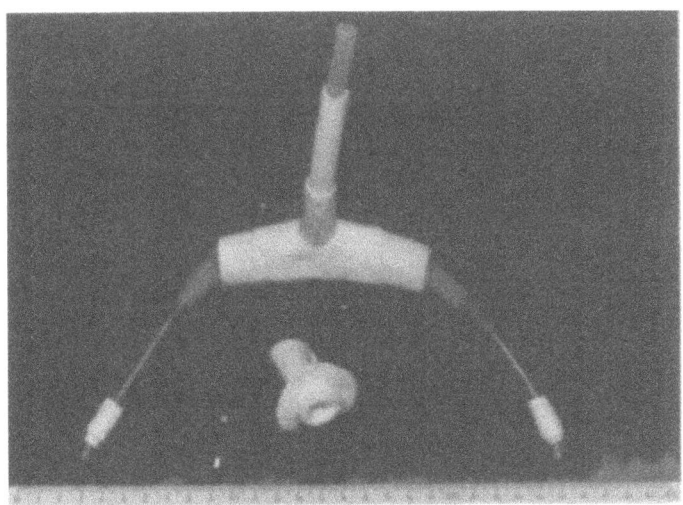

Abb. 4: Harnconduit mit Harnleiterprothesen zum subtotalen Ersatz der ableitenden Harnwege

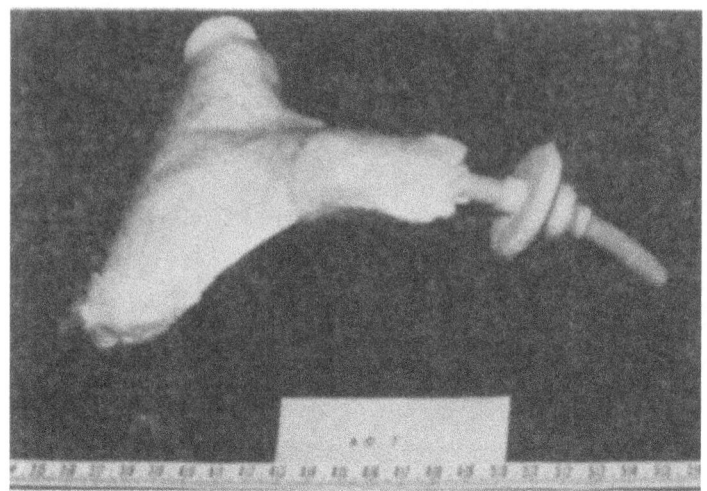

Abb. 5: Harnconduit mit Teflonfilzbeschichtung

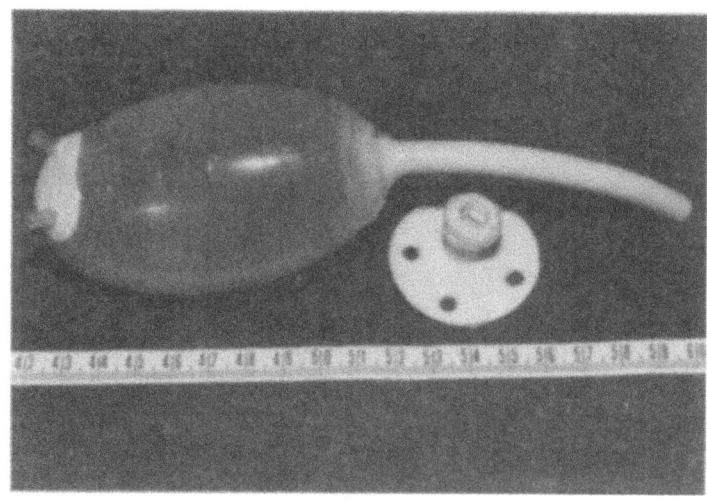

Abb. 6: Harnconduit (letzter Prototyp)

Tabelle 1: Ergebnisse nach homologer Blasentransplantation

Vers. Nr.	postop. Therapie	postop. Kompl.	Befund bei der Relaparotomie am
1	∅	periurethr. Abszeß, Harnverhaltung, exitus am 3. p.op. Tag	Sektionsbefund: prall gefüllte Blase, Naht dicht, Transplantat intakt
2	100 mg Imuran tägl., ab 2. p.op. Tag 52 Tage lang	∅	52. p.op. Tag: ausgedehnte Verwachsungen d. Bl.-fundus m. d. Adnexen u. Dünndarm. Transplantat nekrotisch i. d. Blase abgestoßen, Bl.-vertex bindegewebig ersetzt. Erweiterter Bl.-Ausgang, nach kranial u. lateral verlagerte Ureterostien
3	Ballonkath. 4 Tage lang, 100 mg Imuran tägl. 34 Tage lang ab 2. p.op. Tag	∅	34. p.op. Tag: Blase gefüllt. Nekrot. Transplantat im Bl.-Lumen. Bl.-Kuppe bindegewebig ersetzt
4	100 mg Imuran tägl. 34 Tage lang	∅	8 Mon. p.op. Transplantat nicht mehr nachweisbar. Bindegewebige Schwiele am Bl.-vertex
5	Bl.-Transplantation m. Gefäßanschluß	Insuffizienz d. Bl.-Naht. Exitus am 3. p.op. Tag	Sektionsbefund: nekrotisches Transplantat, thrombot. Verschluß d. Gefäßanastomosen
6	∅	urinöse Peritonitis, exitus am 53. p.op. Tag	Sektionsbefund: pfennigstückgroße Perforation am Bl.-Fundus
7	∅	urinöse Peritonitis, exitus am 47. p.op. Tag	Sektionsbefund: pfennigstückgroße freie Perforation am Bl.-Fundus
8	Dauerkath. 13 Tage lang, Antibiotikaschutz mit Binotal u. Furadantin	∅	31. p.op. Tag: mandarinengroßes abgekapseltes Transplantat in d. Bauchhöhle, m. Eiter angefüllt, starke Verwachsungen m. Dünndarmgekröse. Harnbl. davon abgeschlossen u. intakt

Forts. Tabelle 1

Vers. Nr.	postop. Therapie	postop. Kompl.	Befund bei der Relaparotomie am
9	Dauerkath. 9 Tage lang, 15 Tage Antibiotikaschutz mit Binotal u. Furadantin	∅	65.p.op.Tag: starke Verwachsungen d. Bl. m. Adnexen u. Dünndarm. Narbenplatte am Bl.-Fundus
1o	∅	∅	27.p.op.Tag: ausgedehnte Verwachsungen d. Bl.-Fundus m. Adnexen, Dünn- u. Dickdarm. Frische Vernarbungen am Bl.-vertex, entzündliche Veränderungen d. Schleimhaut
11	∅	∅	27.p.op.Tag: Transplantat in Abstoßung begriffen, starke entzündliche Veränderungen d. Schleimhaut. Ausgedehnte perivesikuläre Verwachsungen

Tabelle 2: Ergebnisse nach Implantation einer Trigonumprothese aus Silikonkautschuk mit dichtgewebter Textilbeschichtung

Vers. Nr.	Prothese	Befund bei der Relaparotomie			
		nach	Prothese	Inkrustation	oberer Harntrakt
1	bds.	15 Mon.	abgestoßen	nein	o.B.
2	bds.	12 Mon.	abgestoßen	nein	o.B.
3	re.	1o Mon.	abgestoßen	nein	o.B.
4	re.	1 Wo.✝	in situ Nahtinsuffizienz	nein	o.B.
5	re.	1o Mon.	abgestoßen	ja	HL-Ektasie
6	li.	6 Mon.	abgestoßen	ja	o.B.
7	re.	6 Mon.	abgestoßen	nein	o.B.
8	li.	6 Wo.	abgestoßen	nein	o.B.
9	re.	6 Wo.	abgestoßen	nein	HL-Ektasie
1o	re.	4 Wo.	abgestoßen	nein	o.B.
11	re.	4 Wo.	abgestoßen	nein	o.B.
12	re.	2 Wo.	abgestoßen	nein	leichte HL-Ektasie

Tabelle 3: Ergebnisse nach Implantation einer mit Dacronvelour beschichteten Trigonumprothese aus Silikonkautschuk

Vers. Nr.	Prothese	Befund bei der Relaparotomie			
		nach	Prothese	Inkrustation	oberer Harntrakt
1	einseitig 5 cm langer HL-Stutzen	3 Mon.	HL-Prothesenanastomose fest, Stenosierung. Prothese in HB abgestoßen	ja	Pyonephrose
2	einseitig	1 Wo. †	in situ Nahtinsuffizienz	nein	leichte HL-Ektasie
3	einseitig	4 Wo.	in situ	nein	o.B.
4	einseitig	6 Wo.	in situ	nein	o.B.
5	doppelseitig	8 Wo.	in situ leichte Ablösung d. Schleimhaut im Prothesenrandgebiet	nein	leichte HL-Ektasie
6	doppelseitig	8 Wo.	in situ	nein	o.B.

Tabelle 4: Ergebnisse nach Implantation eines alloplastischen Ureterhautstoma

Vers. Nr.	Dauer	Verweildauer der Prothese	Harnableitung	Befund bei Laparotomie
1	4 Mon.	3 Wo.(herausgescheuert)	Flanke	Pyonephrose
2	3 1/2 Mon.	3 Mon. (retrahiert)	Flanke	Pyelonephritisch verkleinerte Niere. Große Pseudourinzyste in der die Prothese ohne Verbindung frei liegt.
3	3 Mon.	3 Mon.	Flanke	Prothese in situ; "mechanisch" fest. Niere makroskopisch o.B., mikroskopisch Pyelonephritis.
4	4 Mon.	4 Mon.	Flanke	Prothese in situ; "mechanisch" fest. Niere makroskopisch vereinzelt pyelonephrit. Narben; mikroskopisch Pyelonephritis.
5	2 Mon.	4 Wo.(herausgescheuert)	Flanke	Pyonephrose
6	6 Wo.	4 Wo.(herausgescheuert)	Flanke	Pyonephrose
7	2 Mon.	2 Mon.	Unterbauch	Stoma "histologisch" fest. Niere makroskop. o.B., mikroskop. Pyelonephritis.
8	2 Mon.	6 Wo.(herausgescheuert)	Unterbauch	Pyonephrose
9	3 Mon.	3 Mon.	Unterbauch	Stoma "histologisch" fest. Niere makroskop. vereinzelt pyelonephrit. Narben; mikroskop. Pyelonephritis.
1o	2 Wo.	1 Wo.(herausgescheuert)	Unterbauch	Pyonephrose
11	2 Mon.	2 Mon.	Unterbauch	Stoma "histologisch" fest. Niere makroskop. o.B., mikroskop. Pyelonephritis.
12	2 Mon.	2 Mon.	Unterbauch	Stoma "histologisch" fest. Niere makroskop. o.B., mikroskop. Pyelonephritis.

Tabelle 5: Ergebnisse nach Implantation eines alloplastischen Harn conduits

Vers. Nr.	Dauer	Harnleiter-resektion	Befund bei Laparotomie
1	4 Wo.	lumbal	Nahtdehiszenz, Urinextravasat
2	2 Wo.	lumbal	Nahtdehiszenz, Urinextravasat, urinöse Peritonitis
3	8 Wo.	lumbal	Nahtdehiszenz, Urinextravasat
4	4 Wo.	lumbal	Nahtdehiszenz, Urinextravasat
5	6 Wo.	prävesikal	Anastomosen intakt
6	8 Wo.	prävesikal	Anastomosen intakt
7	6 Wo.	prävesikal	Anastomosen intakt
8	8 Wo.	prävesikal	Anastomosen intakt

Bei 8 nachuntersuchten Implantaten: keine Inkrustation,
keine Stenose,
keine Dislokation des Stoma,
keine Hydronephrose/Pyonephrose,
pyelonephritische Veränderungen in allen Nieren.

Tabelle 6: Alloplastischer Harnleiterersatz durch Silikonkautschuk-Spiralprothese

Vers. Nr.	Dauer	Niere	Nierengewichte +) (gr)
1	6 Mon.	unauffällig	160/150
2	1 Mon.	ödematös	130/135
3	12 Mon.	Parenchymsaum verschmälert	140/ 60
4	12 Mon.	"	/ 50
5	12 Mon.	"	/ 70
6	12 Mon.	"	134/ 80
7	1o Mon.	unauffällig	/140
8(EN)	4 Mon.	kompensatorisch vergrößert	224
9(EN)	1 Wo. urinöse Peritonitis	unauffällig	160
1o(EN)	lebt im 8. Mon. n. AHE	Urogramm: kompensatorisch vergrößert	---

+) Zahlen hinter Querstrich = Gewicht der Nieren nach alloplastischem Harnleiterersatz

FORSCHUNGSBERICHTE
des Landes Nordrhein-Westfalen

Herausgegeben
vom Minister für Wissenschaft und Forschung

Die „Forschungsberichte des Landes Nordrhein-Westfalen" sind in zwölf Fachgruppen gegliedert:

Geisteswissenschaften
Wirtschafts- und Sozialwissenschaften
Mathematik / Informatik
Physik / Chemie / Biologie
Medizin
Umwelt / Verkehr
Bau / Steine / Erden
Bergbau / Energie
Elektrotechnik / Optik
Maschinenbau / Verfahrenstechnik
Hüttenwesen / Werkstoffkunde
Textilforschung

Die Neuerscheinungen in einer Fachgruppe können im Abonnement zum ermäßigten Serienpreis bezogen werden. Sie verpflichten sich durch das Abonnement einer Fachgruppe nicht zur Abnahme einer bestimmten Anzahl Neuerscheinungen, da Sie jeweils unter Einhaltung einer Frist von 4 Wochen kündigen können.

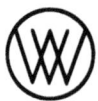

WESTDEUTSCHER VERLAG
5090 Leverkusen 3 · Postfach 300 620

GPSR Compliance
The European Union's (EU) General Product Safety Regulation (GPSR) is a set of rules that requires consumer products to be safe and our obligations to ensure this.

If you have any concerns about our products, you can contact us on

ProductSafety@springernature.com

In case Publisher is established outside the EU, the EU authorized representative is:

Springer Nature Customer Service Center GmbH
Europaplatz 3
69115 Heidelberg, Germany

www.ingramcontent.com/pod-product-compliance
Ingram Content Group UK Ltd.
Pitfield, Milton Keynes, MK11 3LW, UK
UKHW051659240426

12048UKWH00039B/1426